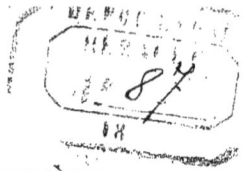

ANKYLOSE ANGULAIRE COMPLÈTE

DU GENOU

REDRESSEMENT PAR L'ARTHROCLASIE

(Méthode de Robin)

PAR

Louis BOURGUET

INTERNE DES HÔPITAUX DE MONTPELLIER

MONTPELLIER

TYPOGRAPHIE ET LITHOGRAPHIE CHARLES BOEHM

ÉDITEUR DU MONTPELLIER MÉDICAL

ET DE LA GAZETTE HEBDOMADAIRE DES SCIENCES MÉDICALES.

—

1890

ANKYLOSE ANGULAIRE COMPLÈTE

DU GENOU

REDRESSEMENT PAR L'ARTHROCLASIE

(Méthode de Robin)

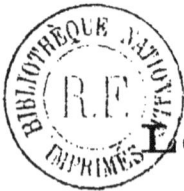

PAR

Louis BOURGUET

INTERNE DES HÔPITAUX DE MONTPELLIER

MONTPELLIER

TYPOGRAPHIE ET LITHOGRAPHIE CHARLES BOEHM

ÉDITEUR DU MONTPELLIER MÉDICAL

ET DE LA GAZETTE HEBDOMADAIRE DES SCIENCES MÉDICALES.

1890

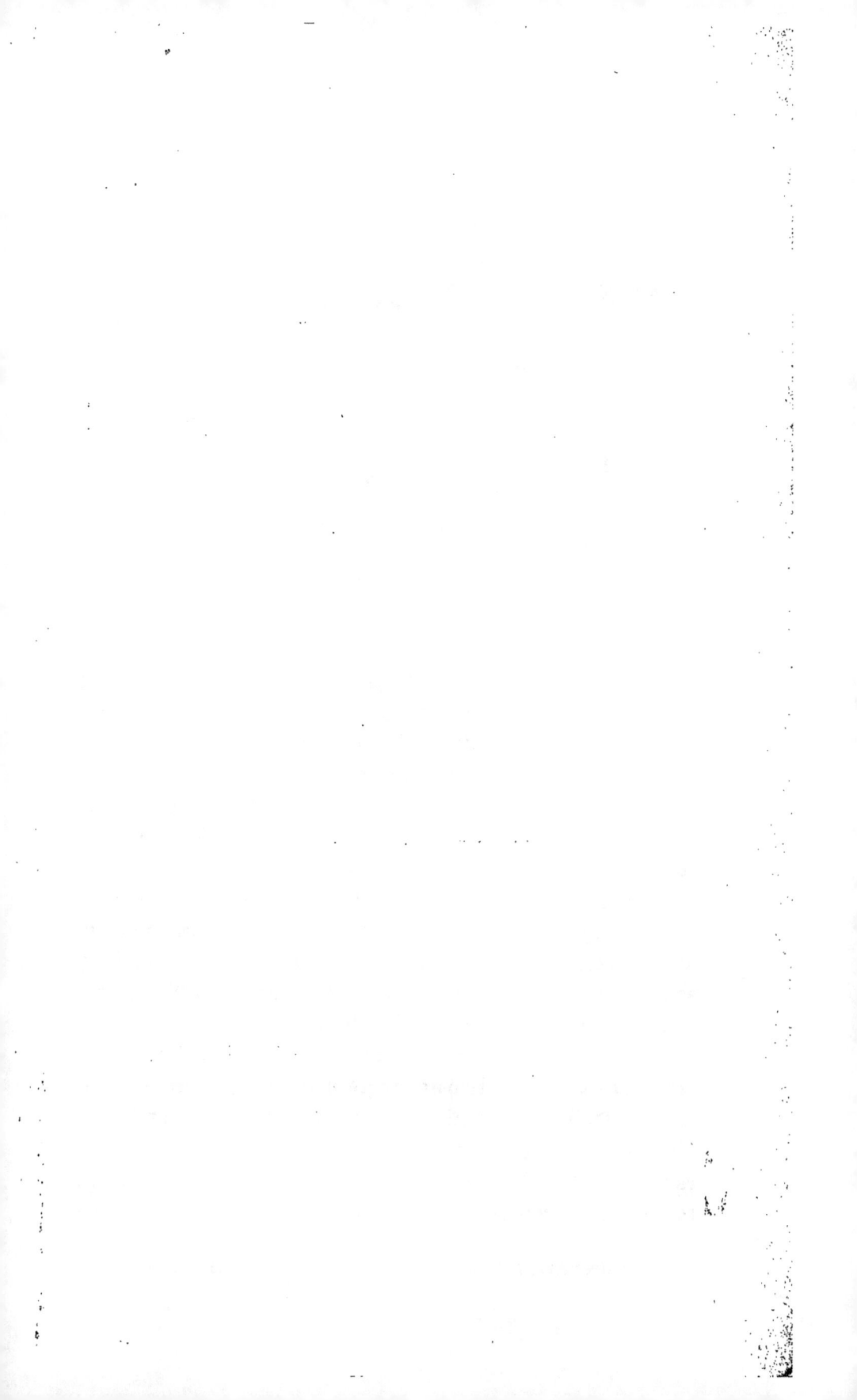

ANKYLOSE ANGULAIRE COMPLÈTE

DU GENOU

REDRESSEMENT PAR L'ARTHROCLASIE

(Méthode de Robin)

L'ankylose est, dans bien des cas, la terminaison la plus heureuse des maladies articulaires ; mais il faut, pour que le membre atteint donne, au point de vue fonctionnel, tout ce que l'on peut attendre de lui, que cette ankylose l'immobilise dans une situation déterminée.

Il est incontestable, en effet, qu'un membre supérieur ankylosé dans la rectitude au niveau du coude sera susceptible de bien moins d'usages que si ses deux segments forment entre eux un angle voisin de l'angle droit. — Pour le genou, c'est le contraire qu'on observe, et, lorsque cette articulation est dans la rectitude, le malade possède, dans son membre atteint, un solide point d'appui qui lui permet de marcher sans trop de difficulté. Il est même préférable que cette rectitude ne soit pas absolue ; car, lorsque la jambe fait avec la cuisse un angle très obtus, la progression est plus facile, et le malade « fauche » moins en marchant : témoin cet opéré de M. D. Mollière, dont l'observation est rapportée dans la Thèse de M. Édouard [1], et qui, après un redressement complet, vit accidentellement sa jambe se flé-

---

[1] *Du redressement de l'Ankylose du genou*, etc. Thèse de Lyon, 1882.

chir légèrement, de manière à former avec la cuisse un
angle de 15 degrés environ ; le malade constatait lui-même
que, depuis son accident, il «n'accrochait plus le sol», comme
il le faisait auparavant; cette nouvelle attitude fut respectée,
et le malade marchait avec une claudication à peine mar-
quée. C'est pour cette raison qu'un léger degré de flexion a
été laissé à l'opérée dont nous rapportons plus loin l'observation.

Quand la jambe forme avec la cuisse un angle voisin de
l'angle droit ou un angle aigu, l'impotence fonctionnelle devient au contraire extrême : le membre inférieur doit pren-
dre appui sur un pilon appliqué au niveau du genou, et le
sujet est condamné à traîner derrière lui sa jambe inutile,
qui ne peut pas se dissimuler même sous des vêtements de
femme; cette attitude est tellement gênante, qu'on a vu des
malades demander à en être débarrassés au prix d'une amputation. C'est aussi pour cette raison qu'aujourd'hui où une
amputation de jambe au tiers supérieur ne présente pas plus
de danger que celle qui se pratique au tiers inférieur, on
voit la plupart des chirurgiens, obligés d'enlever un pied,
faire l'amputation au lieu d'élection et supprimer ainsi un
moignon long et embarrassant.

En présence des inconvénients si nombreux que présente
l'ankylose angulaire du genou, on ne doit pas s'étonner de
voir les chirurgiens essayer le redressement des membres an-
kylosés, et les méthodes successivement proposées remontent
aux premiers temps de la médecine. Nous n'avons pas à re-
faire ici un historique d'ailleurs très complet dans la Thèse
d'Édouard et dans celle de Lagrange [1].

Deux grandes méthodes sont aujourd'hui en présence.

Le redressement peut être obtenu en produisant violemment une rupture de la colonne osseuse sans intéresser les
parties molles, en provoquant par conséquent dans le membre une fracture simple à l'abri de l'air ; — la seconde mé-

[1] *Traitement de l'Ankylose du genou.* Thèse d'Agrégation, 1883.

thode consiste à découvrir le squelette, à en réséquer une partie plus ou moins considérable, et à rapprocher les surfaces de section des os, de manière à obtenir leur suture solide.

La première de ces méthodes est la plus ancienne, et elle comprend elle-même deux procédés distincts.

La première idée qui se présenta à l'esprit des chirurgiens fut de produire la cassure entre les surfaces osseuses soudées ensemble; ils se proposaient donc de faire l'*arthroclasie*.

Bientôt cependant les exemples se multiplièrent de cas dans lesquels, croyant séparer les extrémités osseuses pathologiquement réunies, les chirurgiens avaient amené la fracture de la diaphyse du fémur, et l'autopsie de Demarquay fut une preuve bien convaincante de ces faits : le malade, à qui l'on croyait avoir rompu la soudure articulaire, mourut d'une maladie intercurrente, et Demarquay constata à l'autopsie que la soudure n'était nullement détruite, mais que c'était le fémur qui était fracturé. — D'autre part, on observa quelques cas de fracture accidentelle du fémur qui permirent le redressement de membres atteints antérieurement d'ankylose angulaire, et ces différents faits amenèrent peu à peu les chirurgiens à rechercher systématiquement la rupture du fémur, à pratiquer l'*ostéoclasie* pour mettre le membre dans la rectitude.

L'arthroclasie, employée d'une façon méthodique à partir du commencement de ce siècle, n'a donné, la plupart du temps, de succès que par le fait d'une ostéoclasie involontaire; quant au redressement par ostéoclasie faite intentionnellement, son origine est plus récente, et la première opération, d'ailleurs suivie d'un plein succès, est celle que pratiqua Ollier en 1879 et qui fait la base de la Thèse d'Édouard.

Quant aux méthodes de redressement par une opération sanglante, elles constituent les *résections orthopédiques* comprenant principalement la *résection cunéiforme* du genou, la *résection trapézoïdale* du fémur et les *ostéoto-mies*.

Les progrès de l'antisepsie pouvaient seuls donner à ces procédés une innocuité suffisante pour qu'on pût les essayer dans un but orthopédique : elles furent faites en assez grand nombre puisque Gulberston, cité par Ollier[1], pouvait déjà en réunir 53 cas, qu'il opposait à 631 cas de résections pathologiques. Ces opérations se sont encore multipliées depuis cette époque, mais cependant aujourd'hui on tend de plus en plus à revenir à l'ostéoclasie. Il est incontestable, comme nous l'avons déjà dit, que l'innocuité des fractures accidentelles a dû donner depuis longtemps l'idée de cette intervention non sanglante ; mais, comme le faisait remarquer Ollier dans son article de la *Revue de Chirurgie* (1883), ce qui manquait, c'était un appareil précis pour la pratiquer : lorsqu'il avait fait lui-même sa première opération en 1879, il avait produit la fracture du fémur à 10 centim. au-dessus du point qu'il se proposait de fracturer.

Depuis lors, cette lacune a été complètement comblée par l'apparition du remarquable ostéoclaste de Robin[2], d'abord destiné à redresser le genu valgum, et que son inventeur a successivement perfectionné, de manière à en faire un appareil parfait pour le redressement des ankyloses en général. Nous ne reviendrons pas sur le fonctionnement de l'ostéoclaste, qui est d'ailleurs reproduit dans la Thèse de M. Édouard ; nous rappellerons seulement qu'un simple déplacement du point d'appui du levier en fait à volonté un ostéoclaste ou un arthroclaste. L'incontestable avantage de cet instrument est qu'il permet de produire la fracture exactement, mathématiquement, en un point déterminé, et que, quoique doué d'une très grande puissance, il permet toujours au chirurgien de diriger son action et d'augmenter ou de diminuer l'effort suivant la résistance à vaincre et la façon dont se

[1] *Revue de Chirurgie*, 1883, pag. 342.
[2] V. Robin ; *Du traitement du genu valgum à tous les âges par un nouveau procédé d'ostéoclasie mécanique*. Thèse de Lyon, 1882.

comportent les tissus. Cette précision d'action est due au principe, réellement découvert par Robin, de «la fixation des os par les parties molles comprimées» (Mollière). Aussi, munis d'un pareil instrument, les chirurgiens ont-ils été tentés de remplacer, dans bien des cas, les résections orthopédiques par l'opération de Robin. Édouard disait dans ses conclusions : «L'arthroclasie pratiquée à l'aide de l'appareil de M. Robin est préférable à tous les autres procédés de redressement manuel ou mécanique. — L'ostéoclasie fémorale, grâce à la netteté et à la précision avec laquelle l'ostéoclaste permet de briser le fémur, est destinée à remplacer dans un grand nombre de cas la résection et l'ostéotomie.» L'événement a pleinement justifié ces espérances et les douze faits rapportés dans la Thèse de Perrusset [1], les différents cas publiés depuis dans les divers journaux, montrent combien cette méthode, toujours inoffensive, a pris de l'extension.

Au deuxième Congrès français de Chirurgie (22 octobre 1886), M. D. Mollière faisait remarquer que la résection orthopédique du genou est une opération en réalité assez grave : il ajoutait que l'ostéoclasie doit lui être préférée, et que cette opération, adoptée par tous les auteurs quand il s'agit d'une ankylose à angle obtus, est encore une excellente opération quand l'ankylose est à angle droit et même à angle aigu.

Cependant ces deux procédés, qui offrent de nombreuses analogies, soit par leur principe, soit par l'appareil instrumental, l'arthroclasie et l'ostéoclasie, ne sont pas indifféremment applicables à tous les cas, et chacun d'eux présente des indications spéciales. Les diverses ankyloses, qui ont donné lieu à un grand nombre de classifications au point de vue anatomique, peuvent, au point de vue clinique, se résumer en deux types principaux : les ankyloses complètes,

[1] *Traitement de l'Ankylose angulaire du genou par l'ostéoclasie sus-condylienne.* Thèse de Lyon, août 1885.

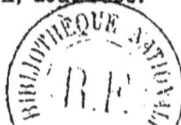

les ankyloses incomplètes. Ces dernières, toujours formées
par du tissu fibreux plus ou moins serré, avec participation
variable des parties péri-articulaires, peuvent aussi présenter
des degrés divers suivant que l'étendue des mouvements se
rapproche plus ou moins de l'état normal. Quant aux ankyloses complètes, elles comprennent les ankyloses osseuses
et celles dans lesquelles la soudure fibreuse est assez serrée
pour empêcher tout mouvement dans la jointure.

M. le professeur Richet a fait remarquer que la nature
osseuse ou fibreuse d'une ankylose peut intéresser les ana-
tomistes mais ne répond pas aux besoins de la clinique, car,
comme le dit M. Mollière, «la nature osseuse ne peut être
que bien rarement affirmée [1]». On est souvent obligé, pour
se rendre compte de la nature probable de la suture, de s'en
rapporter à l'histoire de la lésion qui a précédé l'ankylose:
les tumeurs blanches, par exemple, en altérant plus ou moins
profondément la structure des extrémités des os, ont plus
de tendance à amener des néoformations osseuses que les
arthrites rhumatismales, qui font plus fréquemment de la
suture fibreuse.

L'ostéoclasie sus-condylienne reste une opération de choix
toutes les fois que l'angle n'est pas très aigu, et que l'on re-
doute, en fracturant dans l'interligne, de réveiller un processus inflammatoire qui n'est qu'imparfaitement éteint;
on a modernisé cette idée en introduisant la notion du mi-
crobisme latent.

D'ailleurs, il est de règle de n'avoir recours à une intervention que lorsque l'inflammation a complètement disparu
dans l'article; bien que Louvrier, Bonnet, Duval, Langen-
beck et bien d'autres aient signalé des cas où le redressement brusque avait guéri simultanément l'attitude vicieuse
et des abcès en pleine suppuration, tous les chirurgiens ac-
ceptent aujourd'hui cette pratique plus prudente.

Du reste, quand le processus inflammatoire a complète-

---

[2] *Semaine médicale*, 1886, pag. 206.

ment cessé, le traumatisme n'entraîne pas généralement de nouvelle poussée; dans plusieurs observations de Perrusset, l'ostéoclasie avait été faite au niveau d'anciens foyers d'ostéo-myélite, et jamais l'intervention n'a été accompagnée du moindre accident.

Mais, lorsque l'angle de flexion est très aigu, l'ostéoclasie sus-condylienne n'est pas toujours applicable, car dans ces cas le raccourcissement du membre est trop considérable, et, de plus, le fragment inférieur du fémur contracte avec le fragment supérieur de nouveaux rapports qui sont bien peu favorables à une bonne consolidation. En effet, ce mode de redressement a pour résultat de donner au membre une forme de *baïonnette*, c'est-à-dire que, le fragment supérieur du fémur restant vertical, son fragment inférieur devient horizontal, enfin les os de la jambe sont verticaux; dans le cas d'ankylose à angle aigu, le fragment inférieur du fémur ne se contente plus d'être horizontal, il devient obliquement dirigé de bas en haut, et l'interligne articulaire est remonté au-dessus du niveau de la fracture fémorale.

Dans ce cas, de l'avis même de M. Robin, il faudrait avoir recours à une résection cunéiforme, à moins qu'on ne se décidât à pratiquer, en deux séances, une ostéoclasie au-dessus du genou et une autre au-dessous.

Quant à l'arthroclasie, on la repousse généralement lorsque l'ankylose paraît être osseuse; dans ce cas-là, elle présente pour Édouard des inconvénients qui la lui font complète-ment rejeter; la fracture produite ne peut être qu'une frac-ture nette et transversale, et le brisement crée, à la face pos-térieure de l'articulation, un entre-bâillement d'autant plus considérable que la masse osseuse sur laquelle on opère pré-sente elle-même une plus grande épaisseur, et cette disposi-tion reste un obstacle pour la consolidation future; cette espèce d'entre-bâillement existe bien aussi après la fracture du fémur, mais, étant donné le peu d'épaisseur de cet os, il est loin de présenter d'aussi graves inconvénients. Dans le cas, au contraire, où l'ankylose est simplement fibreuse et où l'articulation fait encore quelques mouvements, l'arthroclasie rend toujours de très grands services.

Quant à l'ankylose fibreuse complète, celle qui est tellement serrée que tout mouvement est impossible au niveau de l'article, Édouard se demande si elle n'est pas plutôt justiciable de l'ostéoclasie sus-condylienne que de l'arthroclasie : il n'ose pas encore se prononcer bien qu'il rapporte une observation recueillie dans le service de M. Mollière et dans laquelle l'arthroclasie fut pratiquée avec un plein succès. Il s'agissait cependant d'une ankylose absolument complète et tellement solide qu'on pouvait se demander si elle n'était point osseuse : le seul argument en faveur de sa nature fibreuse était l'absence de modifications morphologiques prononcées dans le squelette du genou. M. Perrusset est plus affirmatif que M. Édouard et rejette complètement l'arthroclasie dans toutes les ankyloses complètes.

Or, c'est précisément à une ankylose de cette nature que nous avions affaire dans notre observation; l'immobilisation des deux segments du membre était absolue même sous le sommeil chloroformique; de plus, l'angle était très aigu puisqu'il ne dépassait pas 60°. — La nature rhumatismale de l'arthrite qui lui avait donné naissance et l'absence de déformation du squelette permettaient seules d'espérer que la suture n'était pas osseuse. Nous verrons, par l'observation qui va suivre, que le résultat de l'arthroclasie a été aussi satisfaisant que possible.

OBSERVATION.

Ankylose complète du genou gauche, à angle très aigu, consécutive à une attaque de rhumatisme: — Redressement forcé par l'arthroclasie avec l'appareil de Robin. — Immobilisation dans un bandage silicaté. — Guérison.

La nommée Marguerite Orange, âgée de 35 ans, est entrée le 27 novembre 1888 à la Clinique chirurgicale, dans le service de M. le professeur Tédenat, où elle occupe le lit n° 22, à la salle Notre-Dame. On ne trouve rien dans ses antécédents héréditaires. Elle-même n'a jamais été malade, pas de rhumatismes, pas de syphilis ; mariée, elle a eu quatre enfants, tous vivant encore, le dernier est âgé de 4 ans.

Le 16 mai 1887, elle éprouva des douleurs dans les poignets, dans les chevilles, dans le genou gauche et en même temps une névralgie intercostale ; cet état l'obligea à garder le lit pendant trois mois et demi. Dès le début de la maladie, elle s'aperçut que, dans la flexion, son genou était moins douloureux ; aussi commença-t-elle à tenir sa jambe fléchie, bien que les mouvements d'extension fussent encore parfaitement possibles ; à cette époque, le genou était très enflé et l'empâtement douloureux s'étendait à la jambe et à la cuisse ; il ne s'est jamais produit ni abcès ni fistules. L'intensité de la douleur était telle qu'elle arrachait des cris à la malade et que, pendant trois mois et demi, tout sommeil un peu long fut complètement impossible ; en même temps, la flexion s'accentuait tous les jours, et l'extension devenait de plus en plus difficile. Les douleurs s'atténuèrent alors, et la malade put se lever, mais la jambe était entièrement immobilisée dans une attitude de flexion très prononcée, qui persista après la cessation complète des douleurs. Cinq ou six mois après, O... fit une chute et tomba sur le genou malade ; elle souffrit beaucoup, dut garder le lit pendant trois semaines, et la flexion augmenta encore à cette occasion.

A partir de ce moment, les douleurs n'ont plus reparu, et la malade est entrée à l'hôpital dans l'espoir de voir améliorer l'attitude vicieuse de son membre inférieur qui l'oblige à marcher avec l'aide d'une béquille et d'une chaise.

Au moment de l'entrée, on constate que la jambe gauche est fléchie sur la cuisse, de manière à former avec celle-ci un angle de 60° environ à sinus postérieur. Le genou n'est nullement déformé et, lorsqu'on place le membre inférieur droit dans la même attitude, on ne constate aucune différence entre les deux jointures ; il n'y a ni liquide ni fongosités dans l'article.

Les tendons fléchisseurs sont souples, nullement contracturés ; le creux poplité est souple ; la rotule est solidement fixée ; il n'y a point d'atrophie du membre, mais l'articulation est absolument immobilisée, tant dans le sens de la flexion que dans le sens de l'extension ; des efforts violents n'ont d'autre résultat que de provoquer de la douleur. Une pression ou une traction modérées ne sont pas douloureuses

M. le professeur Tédenat se décide à tenter le redressement brusque du membre afin de permettre à la malade de l'appuyer sur le sol. L'opération est entreprise le 29 janvier 1889.

L'anesthésie complète est obtenue à l'aide du chloroforme ; pendant le sommeil, de violentes tractions ne modifient nullement l'attitude du membre, et, comme cela était convenu, on a recours à l'ostéoclaste de Robin. La jambe est tellement fléchie qu'elle vient s'engager fortement sous la table d'opération, tandis que le bord de cette table se trouve au niveau du creux poplité ; la cuisse est recouverte de plusieurs compresses mouillées, et le cuissart métallique est fixé. Les tractions commencent avec le court levier seul ; après quelques efforts, on perçoit de légers craquements, et la jambe se redresse un peu. La peau de la face postérieure se tend très violemment sous la traction, et M. Tédenat a soin de changer de temps en temps le point d'application du collier de cuir qui est fixé au levier, à mesure que le membre se redresse. On arrive ainsi sans accident à l'angle droit. La force déployée jusque-là est très considérable, aussi M. Tédenat fait-il ajuster le second segment du levier qui en double à peu près la longueur. Les efforts continuent avec une force qui peut être évaluée à 150 kil., et enfin le redressement complet est obtenu. Ni ecchymoses ni excoriations sur la peau.

La jambe est immédiatement enveloppée d'une forte couche de coton sur laquelle est placé un bandage roulé compressif ; une longue attelle est placée sur la face postérieure du membre, une attelle plus courte est placée sur sa face externe, et le tout est immobilisé dans un bandage silicaté qui remonte jusqu'à la racine de la cuisse.

30. Pas de fièvre ; le pied est relevé à l'aide d'un coussin, parce que l'attelle postérieure gêne un peu la malade. Les jours suivants, l'apyrexie reste complète, la malade n'éprouve aucune douleur.

23 février. On ouvre l'appareil : pas d'épanchement dans le genou, la rotule est un peu mobile; on fera tous les jours une séance de massage au niveau de l'articulation, mais sans essayer de la mobiliser.

28. On trouve un peu de mobilité dans l'articulation, mais on ne cherchera pas à l'augmenter; la jambe sera, au contraire, immobilisée dans un appareil plâtré, de manière à obtenir une ankylose solide en extension.

12 mars. L'appareil plâtré n'a pas été placé; la malade accuse un point faiblement douloureux à la pression sur le bord interne de la rotule; l'articulation paraît immobile, mais la jambe présente un léger degré de flexion ; cela ne sera pas un inconvénient et rendra au contraire la marche moins pénible.

12 avril. M. Tédenat fait construire un appareil que la malade devra porter longtemps encore et qui est destiné à soutenir l'articulation pendant la marche. Il se compose de deux valves en cuir moulé, renforcées par des tiges d'acier, et qui embrassent l'articulation du genou en recouvrant la moitié inférieure de la cuisse et la moitié supérieure de la jambe ; ces deux valves sont lacées sur les côtés. La malade commence bientôt à essayer de marcher, mais elle doit s'aider de béquilles. Elle sent cependant que la progression devient de plus en plus facile, et elle demande à sortir le 20 avril 1889.

Nous avons revu la malade le 7 mai; elle porte toujours son appareil et marche facilement en s'appuyant sur une simple canne : elle va faire une saison à Balaruc.

Enfin, en réponse à une lettre que nous lui avons écrite, la malade a pu nous donner, à la date du 2 décembre, les renseignements complémentaires suivants : elle porte toujours son appareil ; l'ankylose s'est maintenue solide, et le membre est dans la position qu'il avait au moment de la sortie de l'hôpital ; la malade marche à l'aide d'une canne, mais elle ne s'en sert pas pour vaquer à ses affaires dans sa maison ;

le genou est un peu douloureux : la fatigue ne se fait sentir qu'après une marche assez longue.

Tel est le fait qu'il nous a été donné d'observer ; les particularités les plus intéressantes étaient le degré très prononcé de la flexion (60°), la solidité extrême de l'ankylose, l'impotence absolue du membre ; nous voyons que, malgré ces diverses conditions, l'arthroclasie a pleinement réussi, et il nous semble que ce fait est de nature à montrer que, malgré l'opinion de M. Perrusset et comme ne faisait que l'espérer M. Édouard, l'arthroclasie par la méthode de Robin ne doit pas être réservée aux simples ankyloses incomplètes, mais qu'elle peut rendre de réels services dans les cas d'ankylose absolument complète.

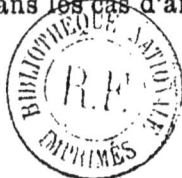